Sunday Maidawa
Jide Hambolu
Samuel Ojo

Levantamento de campo e avaliação radiográfica das deformações da perna em avestruzes

Sunday Maidawa
Jide Hambolu
Samuel Ojo

Levantamento de campo e avaliação radiográfica das deformações da perna em avestruzes

ScienciaScripts

Imprint

Any brand names and product names mentioned in this book are subject to trademark, brand or patent protection and are trademarks or registered trademarks of their respective holders. The use of brand names, product names, common names, trade names, product descriptions etc. even without a particular marking in this work is in no way to be construed to mean that such names may be regarded as unrestricted in respect of trademark and brand protection legislation and could thus be used by anyone.

Cover image: Disponibilizado pelo autor

This book is a translation from the original published under ISBN 978-3-330-65120-3.

Publisher:
Sciencia Scripts
is a trademark of
Dodo Books Indian Ocean Ltd. and OmniScriptum S.R.L publishing group

120 High Road, East Finchley, London, N2 9ED, United Kingdom
Str. Armeneasca 28/1, office 1, Chisinau MD-2012, Republic of Moldova, Europe
Printed at: see last page
ISBN: 978-620-8-36338-3

Copyright © Sunday Maidawa, Jide Hambolu, Samuel Ojo
Copyright © 2024 Dodo Books Indian Ocean Ltd. and OmniScriptum S.R.L publishing group

AGRADECIMENTOS

A minha profunda gratidão aos membros do meu Comité de Supervisão, Profs. J.O. Hambolu, S.A. Ojo e P. A. Abdu que, como pais para mim, demonstraram muita paciência ao orientarem-me para a conclusão bem sucedida deste trabalho. Expresso a minha gratidão por todos os conselhos, apoio financeiro e moral que me deram.

Quero agradecer ao Prof. D.F. Adene, ao Dr. S.T. Hua, ao Prof. A.K.B. Sackey, ao Dr. Z. Hassan, ao Dr. T. Aluwong e ao Dr. M. Bello por todas as contribuições inestimáveis que deram para enriquecer este trabalho.

Estou verdadeiramente em dívida para com os Drs. A. M. Wakawa, S. Minka e Simon, que me encaminharam para as explorações de avestruzes que inspeccionei e, nalguns casos, arranjaram tempo em horários apertados para me levarem às explorações.

Agradeço ao meu Chefe de Departamento, Dr. B.I. Onyeanusi, aos meus colegas mais velhos, Drs. A. D. Umosen, S.O. Salami, J.O. Nzalak, M.B. Umar, e aos colegas Dr. (Sra.) Magdalene Ali e Dr. Jubrin Imam, por todos os conselhos, encorajamento e apoio e por estarem sempre presentes sempre que precisei da vossa ajuda.

Obrigado ao pessoal das Unidades de Histologia e Anatomia Bruta, Pastor J.N. Jangber, Sra. Janet Yawuk, Sra. Asuquo, Mallam B. Musa, Sr. J.Ndaka, Z. Mohammed, G. Ilu, Y. Ibrahim e M.Sani por toda a assistência que me prestaram, especialmente durante a documentação, ligando o gerador, fazendo recados, dando apoio moral e estando lá para mim.

O pessoal do secretariado do departamento, Sr. I.J. Umaru, O. Asuquo, R. Eleazu, D. Bogoro e M.S. Shuaibu, agradece todo o apoio moral.

ÍNDICE DE CONTEÚDOS

CAPÍTULO 1

1.   0INTRODUÇÃO

1.1 Antecedentes

A avestruz *(struthio camelus)* pertence ao grupo das ratites, aves que não voam, e é originária de zonas semi-áridas e desérticas de África (Smit, 1963). As avestruzes são fáceis de criar e a domesticação começou na década de 1860 em Oudtshoorn, na Colónia do Cabo da África do Sul (Huchzerneyer, 1994).

As avestruzes têm ossos longos nas pernas, o que faz com que os problemas de crescimento e desenvolvimento ósseo sejam relativamente comuns (Deeming *et al.,* 1996). As deformações dos membros foram identificadas como uma das principais restrições à produção de avestruzes de criação e a principal causa de desperdício de pintos na Austrália (More, 1996) e na África do Sul (Bezuidenhout e Burger, 1993). As causas das deformações dos membros são multifactoriais e podem incluir toxicidade, deficiências e desequilíbrios de nutrientes, genética, agentes patogénicos, micotoxinas (Reece e Butler, 1984; (Brurning e Dolesenk, 1986; Cook, 2000) e práticas de gestão (Wallach, 1970; Brurning e Dolensenk, 1986; Mushi *et al,* 1999).

As deformações dos membros das avestruzes incluem a deformidade em valgo, uma distorção dos ossos longos que se manifesta numa aparência de "joelhos em bota" e o desvio em varo, outra distorção dos ossos longos que se manifesta numa aparência de "pernas arqueadas" (Randall e Mill, 1981). Embora os desvios em varo sejam menos comuns, resultam numa dificuldade de marcha mais grave do que os desvios em valgo (Cook, 2000). A discondroplasia tibial é caracterizada por um tampão de cartilagem não mineralizado e não vascularizado na metáfise proximal do tibiotarso e, por vezes, do tarsometatarso. Em alguns casos de discondroplasia tibial, ocorre uma curvatura grave ou fratura da extremidade proximal do tibiotarso (Speer, 1996).

O raquitismo é provavelmente uma das doenças esqueléticas mais bem caracterizadas nas aves de capoeira. É causado em grande parte por deficiência de cálcio, fósforo ou colecalciferol ou por um desequilíbrio destes nutrientes (Cook, 2000). As doenças infecciosas também foram classificadas como indutoras de problemas esqueléticos. Estes agentes infecciosos incluem reovírus, *Mycoplasma synoviae,* retrovírus e *Staphylococcus*

4

aureus. No entanto, estes agentes infecciosos afectam geralmente os tecidos moles (tendões e sinóvia) e o espaço articular (acumulação de fluidos) e não influenciam diretamente o sistema esquelético (Cook, 2000).

A perose é caracterizada por um aumento grosseiro da articulação tibiotársica, deformidade dos ossos acima e abaixo da articulação e deslizamento do tendão gastrocnémio dos côndilos. As aves ficam aleijadas e geralmente morrem de fome (Blood *et al.*, 1988).

As avestruzes desenvolvem problemas nas pernas quando são alimentadas com uma dieta excessivamente rica em proteínas para as obrigar a crescer rapidamente para o abate (Davis, 1993).

1.2 Declaração do problema de investigação

A criação de avestruzes tem suscitado um interesse internacional considerável e tem por objetivo satisfazer a procura internacional da sua valiosa carne, com baixo teor de colesterol e de gordura, bem como das penas e da pele, a partir das quais é produzido o couro mais conhecido (More, 1996; Aslan *et al.*, 2009). Os problemas de pernas são relatados em todo o mundo como um grande impedimento para o sucesso da criação de aves até à idade adulta (Reece e Butler, 1984). Esta investigação foi realizada com o objetivo de recolher informações precisas sobre as deformações das pernas em explorações comerciais de avestruzes no Estado de Kaduna, a fim de definir a importância das deformações das pernas na indústria local de avestruzes.

1.3 Justificação

1. A investigação é um projeto-piloto para estudar a extensão e a magnitude das deformações das pernas na relativamente jovem indústria de produção de avestruzes no Estado de Kaduna.

2. As deformações das pernas das avestruzes têm importância económica para o agricultor, uma vez que as aves afectadas não conseguem andar e, por conseguinte, não têm acesso aos alimentos, o que tem um efeito negativo na produção.

3. As deformações das pernas reduzirão o valor económico da ave deformada se o agricultor tiver de a vender.

1.4   Objectivos

Os objectivos desta investigação são determinar o

1)   Prevalência de deformações das pernas em avestruzes no Estado de Kaduna.

2)   Tipos de deformações das pernas nos bandos de avestruzes estudados.

3)   Identificar os factores associados ao desenvolvimento de deformidades nas pernas de avestruzes em

Estado de Kaduna.

2. 0REVISÃO DA LITERATURA

2.1 A avestruz

A avestruz *(Struthio camelus)* é a maior e mais antiga ave do mundo e está adaptada a viver em terrenos abertos e áridos (Smit, 1963; Gegner, 2001, Hemaltha *et al,* 2007; Aslan *et al,* 2009). Pertence à ordem Ratitae, que também inclui a ema, a ema, o casuar e o kiwi (Cooper e Horbanczuk, 2004). Estas aves têm um esterno plano, sem um osso em forma de quilha que aloja o músculo peitoral, pelo que não voam (March, 1995; Speer, 1996; Sales, 2006).

2.1.1 Classificação

A avestruz é a única espécie viva da sua família *Struthionidae* e do seu género *Struthio.* São reconhecidas quatro subespécies geográficas distintas, que vão desde os desertos da Arábia e do Sara até ao Sul de África (Gegner, 2001) e incluem

1. Struthio camelus australis na África Austral, também chamada avestruz negra sul-africana,

2. Struthio camelus camelus no Norte de África, também chamada avestruz do Norte de África ou avestruz de pescoço vermelho,

3. Struthio camelus maissaicus na África Oriental, por vezes chamada avestruz Masai. Durante a época de reprodução, o pescoço e as coxas do macho tornam-se cor-de-rosa-laranja,

4. O Struthio camelus molydophanes na Somália, Etiópia e Norte do Quénia é também chamado avestruz somali e, na época de acasalamento, o pescoço e as coxas do macho ficam azuis (WIKEPEDIA, 2006).

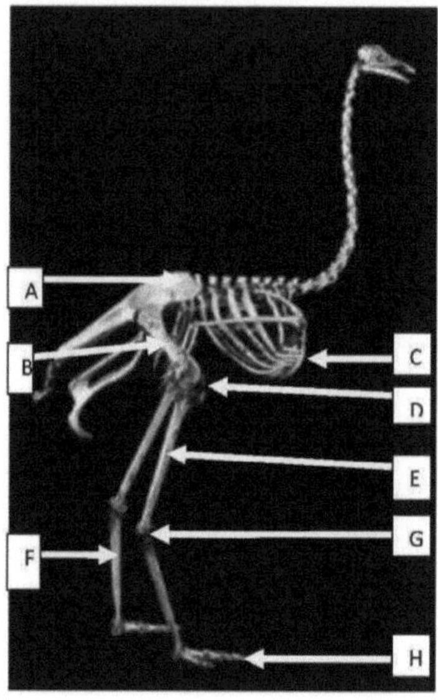

(Anon. 2006)

Placa I: Esqueleto de uma avestruz adulta mostrando o sinsarcro (A), o fémur (B), o esterno (C), a articulação do joelho (D), o tibiotarso (E), a articulação do jarrete (intertarsal) (F), o tarsometarso (G) e o dígito III (H).

2.1.2 Descrição

O macho adulto tem penas pretas com as pontas das asas e plumas da cauda brancas e pode atingir os oito pés de altura e pesar até 180 quilogramas. A fêmea é mais pequena do que o macho, com plumagem castanha clara e cinzenta. As crias de avestruz crescem cerca de 25 cm por mês durante o primeiro ano (Sell, 1993) e as penas de ambos os sexos são castanhas mosqueadas e mudam várias vezes antes de atingirem a plumagem adulta (Gegner, 2001). A coxa e o flanco da avestruz são desprovidos de penas (Speer, 1996).

A articulação metatarso-falângica é suspensa, de modo que o peso em pé destas aves é suportado inteiramente pelos dígitos (Speer, 1996). Têm os maiores olhos de todos os animais terrestres e a sua visão é aguda. Têm pescoços compridos e patas nuas, longas e fortes e são as únicas aves com dois dedos nos pés, as outras ratites têm três ou quatro. São capazes de correr até 70 km/hora. Têm um corpo enorme, mas as suas asas são pequenas e vestigiais e não são utilizadas para voar, mas sim para regular a temperatura do corpo, proporcionar equilíbrio durante a corrida, dar sombra às crias e para o macho se exibir para o acasalamento (WIKIPEDIA, 2006).

A avestruz pode viver até aos setenta e cinco anos, sendo a média de vida de cinquenta anos. Começam a reproduzir-se com cerca de dois a três anos de idade e podem continuar a fazê-lo até aos quarenta e cinco anos (March, 1995; Westendorf, 2003). As fêmeas atingem a maturidade cerca de seis meses mais cedo do que os machos (Sell, 1993).

2.1.3 Reprodução

Os machos territoriais utilizam normalmente assobios e outros sons para lutar por um harém de duas a cinco fêmeas. O vencedor destas lutas estabelecerá "ligações" de reprodução, emparelhando-se com a fêmea dominante ou formando um trio com duas fêmeas. As avestruzes são ovíparas e põem os ovos maiores, com um ovo médio de 15 cm de comprimento, 13 cm de largura e pesando até 1,3 kg (WIKIPEDIA, 2006). As fêmeas põem 15 a 60 ovos fertilizados num único ninho comum, que é uma simples fossa riscada no solo com 30 a 60 cm de profundidade. Geralmente, as fêmeas põem um ovo de dois em dois dias e podem pôr até 80 numa estação se os ovos forem retirados diariamente do ninho, embora 40-50 sejam mais típicos (Sell, 1993). Os ovos são incubados durante cerca de 6 semanas pelas fêmeas durante o dia e pelos machos durante a noite, aproveitando a diferença de cor entre os dois sexos para não serem detectados. Os machos tomam conta das crias (WIKIPEDIA, 2006).

2.1.4 Hábitos de alimentação

A dieta natural das avestruzes é constituída principalmente por gramíneas verdes, bagas, sementes, plantas suculentas e pequenos insectos (Aganga *et al,* 2003). É considerada um herbívoro monogástrico, com a capacidade de utilizar quantidades substanciais de forragem na dieta (Scheideler, 1997). O rácio alimentação: ganho medido em condições comerciais para a avestruz foi de 4:1 (Scheideler, 1997). Na ausência de dentes, engolem seixos que ajudam a triturar os alimentos engolidos na moela. A criação bem sucedida de avestruzes desde o ovo até à fase de ave reprodutora exige elevados padrões de gestão da nutrição, devendo o produtor conhecer o impacto dos ingredientes da ração no crescimento e desenvolvimento, a capacidade das aves para utilizar cada nutriente e os resultados esperados em termos de desempenho (Cooper e Horbanczuk, 2004). Sabe-se que as avestruzes podem ficar sem água durante muito tempo, vivendo exclusivamente da humidade dos alimentos ingeridos. No entanto, gostam de água e tomam banho frequentemente.

2.2 Domesticação

A domesticação da avestruz começou na década de 1860 em Oudtshoorn, na Colónia do Cabo da África do Sul, e o país continua a ser o principal produtor de avestruzes (Gegner, 2001). A criação de avestruzes atraiu um interesse internacional considerável como empresa agrícola alternativa (More, 1996; Thompson, 2001). Inicialmente, as avestruzes eram criadas pelas suas penas, mas atualmente são criadas pela sua carne, que é pobre em gordura e colesterol, e pela sua pele (Mushi *et al.,* 1998).

As avestruzes têm ossos longos nas pernas, o que faz com que os problemas de crescimento e desenvolvimento ósseo sejam relativamente comuns (Deeming *et al.,* 1996). As deformações dos ossos longos dos pintos de avestruz são um problema generalizado na indústria mundial da avestruz (Kurtenkov, 2007). Day (1990) referiu que as anomalias das pernas causam provavelmente mais perdas económicas do que qualquer outra anomalia no aviário. As deformações dos membros foram identificadas como uma das principais restrições à produção de avestruzes de criação e a principal causa de desperdício de pintos na África do Sul e na Austrália (Mushi *et al.,* 1999).

2.3 Definições

2.3.1   Geral

Deformidades dos membros, anomalias das pernas, problemas nas pernas, são termos populares que incluem tudo o que é utilizado para descrever condições como ossos torcidos ou curvados e articulações do jarrete inchadas com ou sem deslizamento do tendão (Speer, 1996; Favre, 2004). As deformidades mais comuns encontradas são geralmente caracterizadas por rotação externa progressiva do tibiotarso e/ou do tarsometatarso (Randall e Mills, 1981; Speer, 1996; Kocan e Crawford, 2007; Charuta *et al.,* 2008). Outras condições dos membros incluem a perose ou condrodistrofia, a discondroplasia tibial, as pernas cruzadas, o dedo do pé enrolado e o raquitismo (Day, 1990; Speer, 1996; Cook, 2000).

2.3.2   Deformações dos membros

Cook, em 2000, apresentou a classificação e caraterização de uma lista de doenças das pernas, incluindo os seus nomes comuns, sinais clínicos e causas.

O arqueamento da perna ocorre quando o tarsometatarso se dobra para fora (deformidade em valgo) ou para dentro (deformidade em varo) ao longo do seu eixo longo quando colocado em linha com o tibiotarso, mas os dedos dos pés da ave apontam na direção correta (More, 1996). A doença é causada por uma dieta incorrecta, especialmente um excesso de suplementos vitamínicos e uma taxa de crescimento rápida.

A discondroplasia tibial, uma massa de cartilagem não calcificada e não vascularizada na metáfise proximal do tibiotarso e, por vezes, do tarso-metatarso (Speer, 1996), resulta da proliferação descontrolada de condrócitos da placa de crescimento durante o alongamento ósseo e a ossificação endocondrial (Cook, 2000). Influências genéticas e dietéticas foram sugeridas como possíveis causas por Speer (1996).

A perose ou **condrodistrofia** é caracterizada por ossos longos encurtados e espessos, um aumento grosseiro e malformação da articulação tibiometatársica com torção e flexão da extremidade distal do gastrocnémio a partir do seu côndilo. Speer (1996) referiu que a doença é hereditária e é precipitada por uma grande variedade de deficiências de nutrientes, incluindo zinco, manganês, niacina, ácido fólico, colina e piridoxina.

O raquitismo é geralmente uma doença pediátrica caracterizada por um alargamento da cartilagem epifisária acompanhado de uma diminuição do fornecimento de sangue à região, o que leva a uma calcificação deficiente dos tecidos ósseos. O osso, o bico e as garras tornam-se moles e flexíveis, podendo ocorrer claudicação. A doença é precipitada por défices nutricionais, especificamente desequilíbrios de vitamina D, cálcio e fósforo (Mushi *et al.*, 1999; Cook, 2000).

O Tendão Deslizado ocorre quando o tendão gastrocnémio desliza do aspeto caudal do jarrete geralmente para o lado lateral com a bainha retinacular a segurar o tendão rasgando no aspeto medial do jarrete. Esta condição é mais comum nos pintos e a causa mais comum desta condição é algum tipo de traumatismo, um pavimento ou uma base deficiente, exercício inadequado e deficiência nutricional de manganês (Speer, 1996).

O dedo do pé enrolado é a rotação para dentro ou para fora do dígito principal ao longo do seu eixo longo, normalmente observada em aves com menos de duas semanas de idade. A condição é geralmente o resultado de um piso deficiente durante a incubação, de condições de incubação inadequadas ou, ocasionalmente, de uma nutrição inadequada da galinha (More, 1996).

O pé boto é o desvio da articulação tarsometatarso-falângica que faz com que a superfície normalmente medial desta articulação se torne a superfície de apoio do peso (More, 1996).

A rotação tibiotársica é a rotação para fora de um ou de ambos os membros pélvicos abaixo da articulação do jarrete (tibiotársica-tarsometatársica) (More, 1996). O traumatismo tem sido apontado como uma causa possível, devido a danos na placa de crescimento cartilaginosa, caracterizados por inchaço dos tecidos moles em redor da articulação (Squire e More, 1998).

2.3.3 Etiologia

As etiologias das deformações das pernas das avestruzes são incertas, mas acredita-se que sejam de natureza multifatorial (Mushi *et al.*, 1999). As causas das anomalias das pernas incluem infecções, desenvolvimento ou metabolismo anormais em resultado de uma nutrição inadequada ou de factores ambientais. A predisposição genética e os factores de gestão também têm sido implicados na etiologia dos problemas nas pernas (Squire e More, 1998). Kurtenkov (2007) observou que o crescimento excessivo decorrente da sobrealimentação até aos quatro meses de idade resultava na deformação dos ossos e das articulações das patas, cujo desenvolvimento era mais lento do que a acumulação de massa corporal. Os factores nutricionais, em especial os que conduzem a um crescimento rápido, são considerados um fator principal. A história típica é a de que os ovos de avestruz foram incubados artificialmente e os pintos nascidos foram alimentados com uma dieta rica em proteínas

resultando no desenvolvimento de osteodistrofia e, subsequentemente, na incapacidade de andar (Reece e Butler, 1984; Mushi *et al.*, 1999). Mushi (1999) implicou o exercício inadequado e as deficiências de cálcio, fósforo e vitaminas E e selénio, manganês, zinco, metionina e colina como factores de gestão responsáveis pelo desenvolvimento de deformidades nas pernas.

2.4   Gestão

As deformações das pernas acabam por provocar claudicação devido a dores, ossos partidos, inflamações e infecções e a ave é incapaz de se manter de pé ou de andar normalmente (Reece e Butler, 1984; Day, 1990; Pollock, 2001; Berg e Sonatra, 2004; Hester, 2008). Isto resulta em mortalidade, redução da utilização dos alimentos, taxa de crescimento e pisoteio das aves deformadas pelas aves mais saudáveis, sendo estas aves, em última análise, abatidas (Day, 1990; Mushi *et al,* 1999; Olanrewaju, 2006; Tabler, 2006; Oviedo- Rondo, 2008). Aslan *et al.* 2009 concluíram, no seu estudo sobre problemas de extremidades em pintos de avestruz e respetivo tratamento, que as grandes perdas económicas na criação de avestruzes podem ser minimizadas através da prevenção, do diagnóstico precoce e do tratamento adequado.

O tratamento de algumas deformidades das pernas, por exemplo, dedos enrolados, é fácil e eficaz se for tratado atempadamente, enquanto que para outras, por exemplo, a rotação tibiotársica, ainda não parece haver um bom tratamento disponível (Aslan *et al.,* 2009). A prevenção, incluindo uma alimentação limitada, uma alimentação com níveis de proteína inferiores a 20%, uma alimentação equilibrada adequada ao crescimento e níveis de atividade adequados para os pintos, parece ser a melhor opção para o agricultor nestes casos (Kocan e Crawford, 2007; Aslan *et al.,* 2009).

CAPÍTULO 3

3.0 MATERIAIS   E MÉTODOS

3.1 Área de estudo

O Estado de Kaduna está situado entre as latitudes 8° 45" e 11° 30" a norte do Equador e as longitudes 6° 11" e 9° a leste do Meridiano de Greenwich. O Estado situa-se na zona noroeste da Nigéria e partilha fronteiras com o Estado do Níger a oeste, Zamfara, Katsina e Kano a norte, os Estados de Bauchi e Plateau a leste e a FCT Abuja e o Estado de Nassarawa a sul (KDSG, 2008). O Estado de Kaduna situa-se na zona da Savana da Guiné Setentrional da Nigéria e tem duas estações marcadas: a húmida (abril - outubro) e a seca (novembro - março). A temperatura média anual é de 34°C, sendo os meses mais quentes de março a abril (40°C) e o período mais frio entre dezembro e janeiro (13,2°C). A precipitação varia entre 1000 mm e 1500 mm e dura cerca de 150 - 200 dias (Aye, 2009).

Foram estudados oito bandos de avestruzes localizados no Estado de Kaduna e, com o objetivo de preservar o seu anonimato, serão designados F1 - F8, respetivamente. O bando F1 estava localizado na área do governo local de Zaria, os bandos F2 e F3 estavam localizados na área do governo local de Igabi, quatro bandos, F4 - F7, vieram de um incubatório e um, o bando F8, de uma fazenda na área do governo local do sul de Kaduna. As aves do bando F1 foram criadas na quinta, num único recinto, desde o dia de nascimento até à idade adulta. As aves dos bandos F2 - F8 foram criadas em compartimentos únicos mas diferentes para pintos, juvenis e adultos. Os recintos em ambas as explorações tinham uma área fechada para alojar os pintos durante a noite. Os pintos de avestruz eram aves com idades compreendidas entre o dia de vida e os quatro meses, os juvenis entre os cinco e os onze meses e os adultos com doze meses ou mais. A ração para o bando F1 foi obtida de produtores comerciais, enquanto que para o bando F2 - F8 a ração foi composta na exploração.

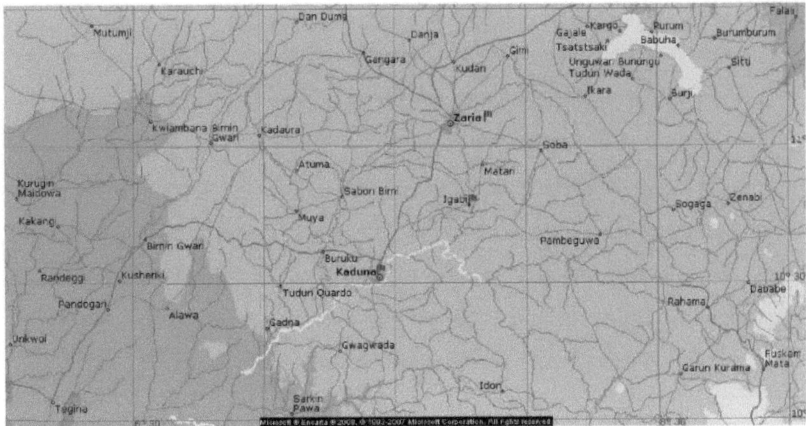

Figura I: Mapa do Estado de Kaduna mostrando as localizações (bandeiras verdes) das explorações de avestruzes durante as épocas de reprodução de 2007 e 2008.*

*Adaptado de Microsoft® Encarta 2008.

3.2 Conceção do estudo

O investigador realizou um estudo de observação de dezembro de 2006 a maio de 2008 numa amostra de conveniência de oito bandos de avestruzes localizados no Estado de Kaduna, na Nigéria.

As informações sobre as explorações de avestruzes existentes no Estado foram obtidas junto de colegas do Veterinary Teaching Hospital, Ahmadu Bello University, Zaria, que já tinham tido contactos com essas explorações. O Departamento de Anatomia Veterinária, ABU, Zaria, escreveu cartas de apresentação do investigador e de pedido de autorização e cooperação para utilizar a exploração para o trabalho, que foram entregues em mão pelo investigador na primeira visita a cada exploração. Durante esta primeira visita à exploração, foi dada uma explicação pormenorizada da natureza e dos objectivos do trabalho ao gestor da exploração.

Este trabalho consistiu em três partes, incluindo a administração de um questionário baseado numa entrevista ao gerente da exploração e/ou ao tratador (a pessoa mais envolvida nos cuidados com o bando); a obtenção de fotografias das deformidades clínicas utilizando uma câmara digital hp photosmart 435 (3,1 MP); e a exposição radiográfica dos membros pélvicos deformados e normais das aves afectadas.

3.3 Questionário

Um questionário estruturado foi desenvolvido principalmente a partir de um projeto de licenciatura (Maidawa, 2003) e da análise da informação publicada disponível (Anexo 1). Houve aspectos do questionário que foram preenchidos pelo investigador durante o inquérito, depois de fazer observações pessoais na exploração. As informações recolhidas para cada bando incluíam: data da visita à exploração, informações gerais sobre cada exploração, informações sobre o bando, por exemplo, idade e tamanho no início e no momento do inquérito, sexo, informações gerais de gestão, incluindo fonte e tipo de alimentação e água, historial médico, informações sobre a ave com deformidade da perna para a qual foi efectuado um exame clínico e diagnóstico na exploração durante o inquérito, avaliação radiográfica e diagnóstico e foi deixado um espaço para comentários.

Os dados foram obtidos a partir dos registos mantidos pelo gestor da exploração ou de informações recordadas por ele e/ou pelo seu tratador, exceto nos casos em que estavam presentes aves clinicamente deformadas durante as visitas à exploração, caso em que o investigador examinou a ave e fez um diagnóstico da doença.

As informações sobre as aves com perna(s) deformada(s) foram de grande interesse para este estudo e uma ave com deformidade da perna foi identificada como uma ave que apresentava claudicação, reclinação ou incapacidade de se levantar e qualquer anomalia clínica do membro pélvico, por exemplo, jarretes inchados, dígitos desviados, etc.

Durante a visita à exploração foram tiradas fotografias das aves com membros clinicamente deformados utilizando uma câmara digital hp 3.1MP.

3.4 Amostragem e análise de alimentos para animais

Uma exploração com um bando de aves obteve alimentos de produtores comerciais de alimentos para animais; os restantes bandos foram alimentados com alimentos compostos na exploração. Durante a visita à exploração, foram colhidas amostras de alimentos de um bando de pintos e de dois bandos diferentes de adultos para análises de compostos e minerais no Departamento de Ciência Animal, Faculdade de Ciências Agrícolas, Universidade Ahmadu Bello, Zaria. As análises proximais e minerais dos alimentos para animais foram efectuadas de acordo com o método descrito no manual da AOAC (1980).

3.5   Radiografia

Foram obtidas sete aves de dois dos bandos (F5 e F6) para radiografia no Departamento de Radiologia do Ahmadu Bello University Teaching Hospital, Zaria. Para o posicionamento de cada ave em decúbito dorsal na mesa de raios X para uma vista crânio-caudal, foram utilizados dois assistentes, um segurando ambos os membros pélvicos estendidos sobre a cassete e o outro segurando o tronco e a cabeça/pescoço em posição, tendo sido utilizada uma máquina de raios X computorizada para baixar ambos os membros e efetuar a exposição. Para a vista lateral, a ave foi imobilizada manualmente em decúbito lateral esquerdo e direito e foi feita uma exposição para cada membro pélvico esquerdo e direito, respetivamente, para demonstrar tanto o membro deformado como o normal (Hassan, 2005). Foi utilizado um processador automático para revelar as radiografias.

3.6   Análise de dados

Os dados foram resumidos utilizando a distribuição de frequências para caraterizar a população por idade e exposição. Foram utilizadas medidas de frequência, como a prevalência, para calcular a proporção de aves com deformações nas pernas na população total de avestruzes, e foi calculado o risco relativo para comparar o risco de desenvolver fracturas entre os bandos F1 e F2, com:

Rácio de risco = 1, indicando um risco idêntico nos dois bandos,

Rácio de risco>1 que indica um risco aumentado para o bando F1

O rácio de risco <1 indica uma diminuição do risco para o bando F1, (Anon, 1992).

4. **0RESULTADOS**

4.1 Inquéritos agrícolas

No total, foram estudados oito bandos de avestruzes, dos quais três (37,5%) eram bandos adultos; um (12,5%) era um bando de aves juvenis e quatro (50%) eram bandos de pintos com menos de quatro semanas de idade. O bando F1 (Quadro 4.1) foi criado desde o primeiro dia até à idade adulta num recinto ao ar livre com erva e areia como cobertura do solo e os bandos F2 a F7 foram criados numa exploração agrícola em diferentes recintos para pintos, juvenis e adultos, tendo os recintos para pintos e juvenis areia e os recintos para adultos erva como cobertura do solo.

4.1.1 Observações gerais

A entrevista foi realizada apenas com o gerente da exploração, que era também a pessoa mais envolvida no cuidado das aves de sete bandos (87,5%) e com duas pessoas: o gerente e a pessoa mais envolvida na criação das aves (ou seja, o tratador) para o oitavo bando.

Não havia nenhuma ave com deformidade da perna no oitavo bando. O número total de aves dos sete bandos foi de 540, com uma mediana de 38 (média de 77, variação de 24 a 250). Trinta e sete aves apresentavam deformações das pernas, o que corresponde a uma prevalência de 6,9 % de deformações das pernas (Quadro 4.1).

Quadro 4.1: Deformações das pernas em sete bandos de avestruzes no Estado de Kaduna, épocas de reprodução 2007/2008

Flock	No. of birds		
	Total	Deformed	Percentage (%) deformed
F1	46	12	32.4
F2	120	9	24.3
F3	250	2	5.4
F4	38	5	13.5
F5	36	5	13.5
F6	26	2	5.4
F7	24	2	5.4
Total	540	37	100.0*

*As percentagens não perfazem 100,0% devido a arredondamentos.

4.1.2   Principais tipos de deformidades encontradas

Rotação tibiotársica, em que se verifica uma rotação para fora de um ou ambos os membros pélvicos abaixo da articulação do jarrete. Doze (32,4%) aves apresentavam esta deformidade no presente estudo (placa II)

Curvatura da perna, que envolve a flexão para dentro ou para fora do osso tarsometatársico ao longo do seu eixo maior. No presente estudo, 5 (13,5%) aves apresentavam esta condição (placa III)

Pé boto, uma condição em que a articulação tarsometatarso-falângica foi desviada de modo a que a superfície normalmente medial desta articulação se tornasse a superfície de suporte do peso. Apenas uma (2,5%) ave foi observada com esta condição durante este estudo (placa IV)

Dedo do pé enrolado, envolve a rotação para fora do dígito principal ao longo do seu eixo longo. Esta condição afectou 3 (8%) das aves com deformações nas patas neste estudo (placa V)

O jarrete inchado envolve o inchaço grosseiro da articulação do jarrete, resultando no facto de a ave ficar coxa. Durante o estudo, observou-se que uma (2,5%) ave estava afetada por esta doença. (Prato VI)

Fratura, que afectou principalmente o tarsometatarso, a região distal à articulação do jarrete. Afectou 15 (40,5%) das aves com deformações nas pernas (Quadro 4.2). Todos os casos de fracturas foram registados em dois bandos, 8 (53,3%) no bando F1 e 7 (46,7%) no bando F2. O risco de fratura no bando F1 parece ser 2,8 vezes superior ao do bando F2.

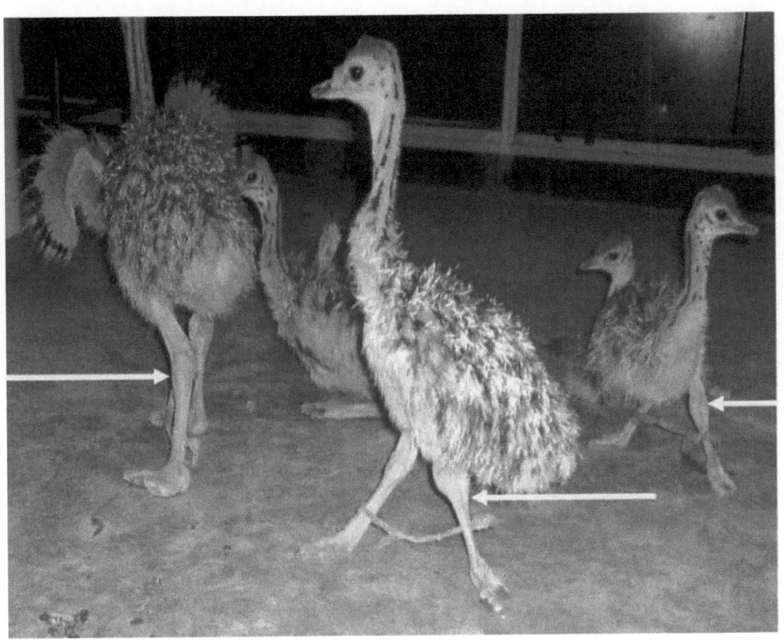

Placa II: Rotação tibiotársica em pintos de avestruz do bando F5, com todas as aves em pé a apresentarem rotação do membro esquerdo (setas).

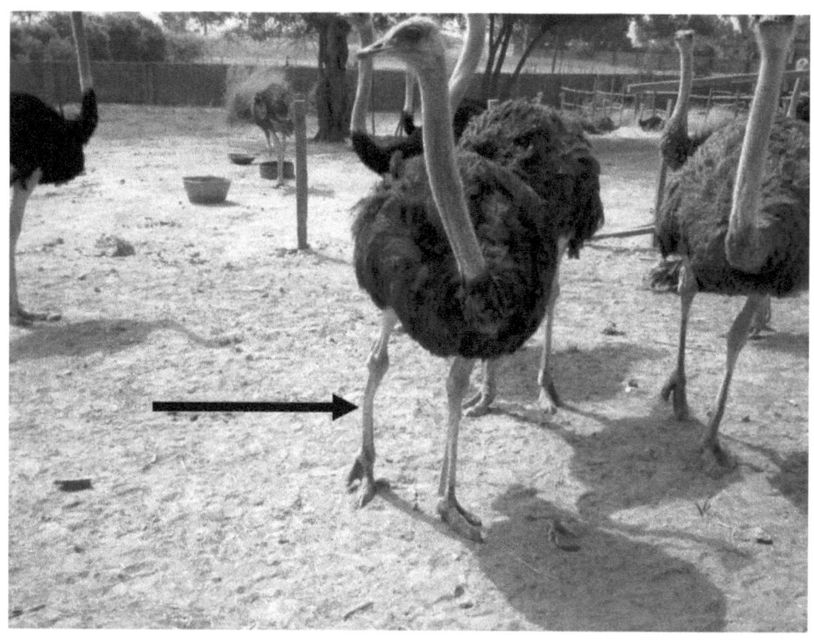

Placa III: Arqueamento da perna do tarsometarso direito (seta) de uma avestruz adulta jovem no bando F1.

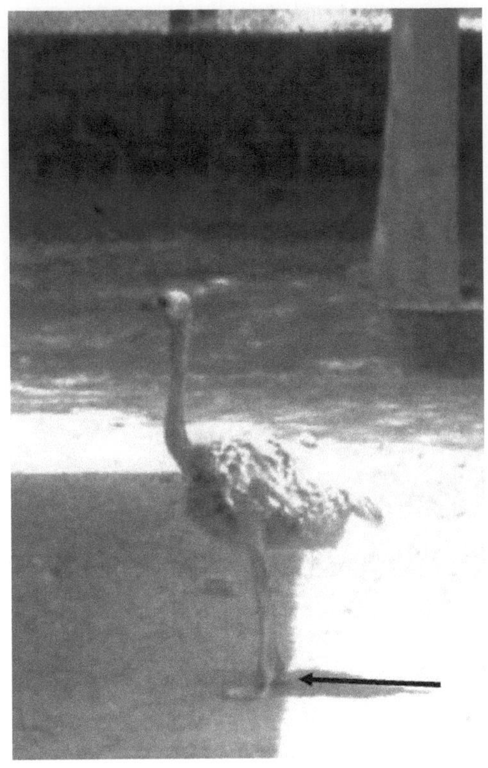

Chapa IV: Um pintainho de avestruz com a pata direita baqueteada (seta) no bando F4.

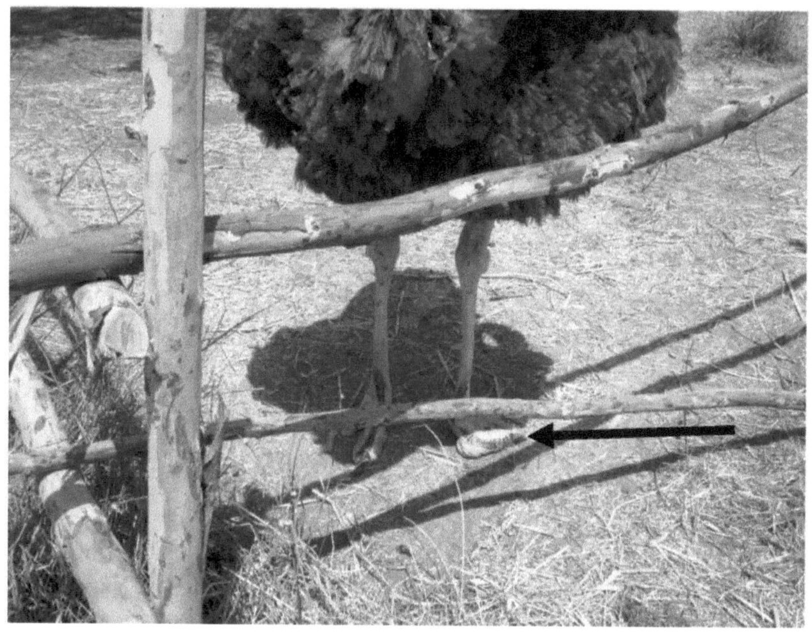

Placa V: Dedo enrolado do grande dígito esquerdo (seta) de uma galinha reprodutora de avestruz do bando F3.

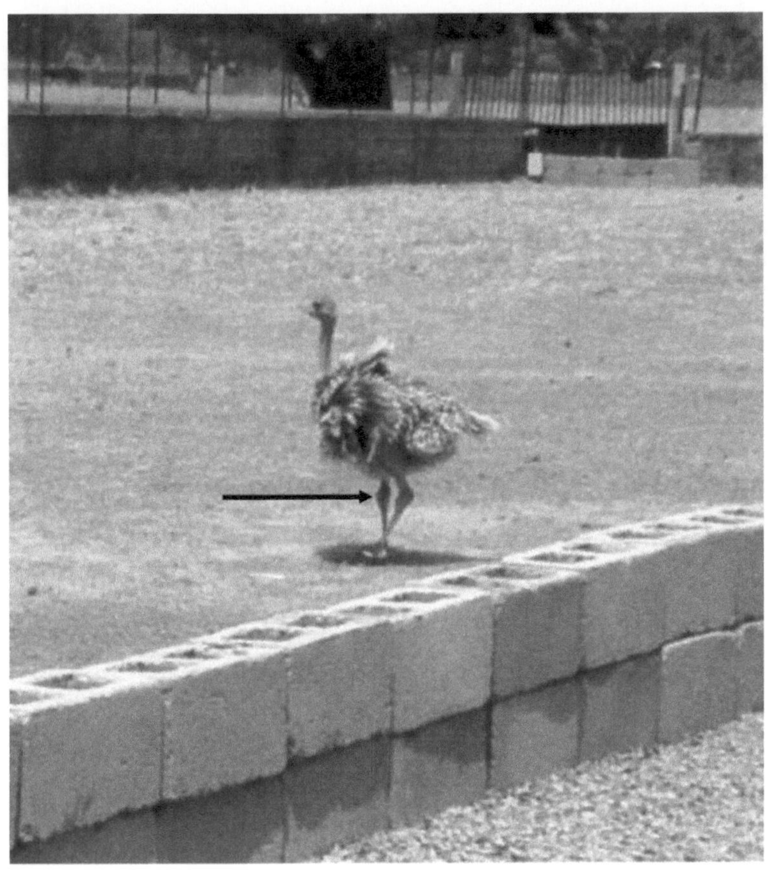

Placa VI: Um pinto de avestruz com uma articulação do jarrete direito inchada (seta) no bando F4.

Quadro 4. 2: Tipos de deformações das pernas encontradas em avestruzes durante um estudo no Estado de Kaduna.

Type	No. of birds with deformity	Percentage (%)
Fracture	15	40.5
Tibiotarsal rotation	12	32.4
Leg bowing	5	13.5
Toe roll	3	8.1
Club foot	1	2.7
Swollen hock	1	2.7
Total	37	100.0*

*As percentagens não perfazem 100,0% devido a arredondamentos.

Trinta e duas (86%) das aves afectadas por deformações das pernas eram pintos com idades compreendidas entre o dia e os quatro meses, 2 (5%) eram juvenis com idades compreendidas entre os cinco e os onze meses e 3 (8%) eram adultos com um ano de idade ou mais (Quadro 4.3).

Trinta (83,8%) aves tinham um membro pélvico (direito ou esquerdo) afetado, 7 (18,9%) aves tinham ambos os membros afectados por deformações.

Vinte (54%) das aves com deformidades nas pernas vieram do incubatório com os membros já deformados, as restantes 17 (46%) aves desenvolveram a sua deformidade na exploração.

Quadro 4.3: Deformações das pernas por categoria de idade durante um inquérito a bandos de avestruzes no Estado de Kaduna.

Category	No. of birds with deformed limbs	Percentage (%)
Chicks	32	86.5
Adults	3	8.1
Juveniles	2	5.4
Total	37	100.0

Quadro 4.4: Análise da alimentação de três bandos de avestruzes durante um inquérito no Estado de Kaduna.

Feed composition	Flock F1	Flock F3	Flocks F5	Recommended levels (%)*
C.P (%)	9.94	15.38	15.50	16-20
C.F. (%)	10.12	6.45	7.21	-10
Calcium	0.44	1.40	1.70	-2.5
Phosphorus	0.07	1.00	1.10	-1.5

*Cooper e Horbanczuk, 2004 (níveis recomendados para todas as categorias etárias).

4.1.3 Avaliação radiográfica

As vistas crânio-caudais de radiografias de aves com deformações nas pernas do bando F5 demonstraram:

4.1.3.1 Rotação lateral da extremidade distal da tibiotársica direita com o homem virado lateralmente (placa VII).

4.1.3.2 Aumento da densidade e alargamento do jarrete esquerdo e rotação lateral da extremidade distal do tibiotarso esquerdo com torção da parte distal em direção lateral (placa VIII).

4.1.3.3 Rotação lateral das extremidades distais de ambas as tibiotársicas com rotação lateral da parte distal dos membros pélvicos (placa IX).

4.1.3.4 Radiografia da vista crânio-caudal dos membros pélvicos de um pinto de avestruz do bando F6, mostrando aumento da densidade e alargamento do jarrete direito.

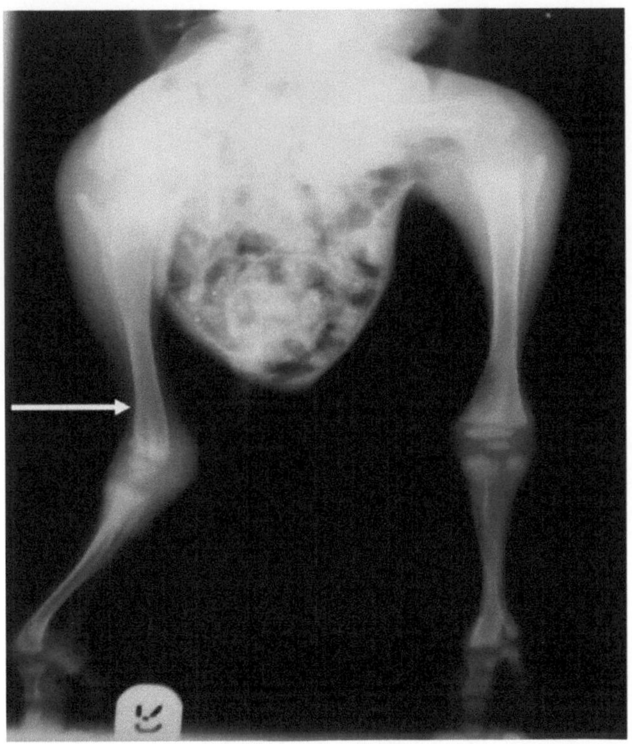

Placa VII: Vista crânio-caudal de um tibiotarso direito rodado com a superfície craniana do osso virada lateralmente (seta) num pinto de avestruz com 3 semanas de idade do bando F5.

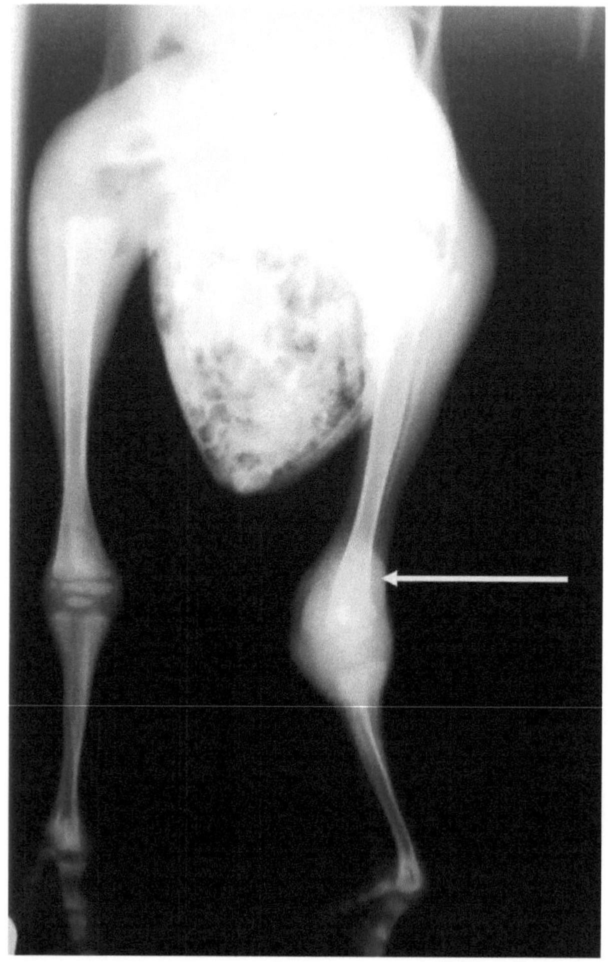

Placa VIII: Vista crânio-caudal mostrando rotação do tibiotarso esquerdo com a sua superfície craniana virada lateralmente e aumento da densidade e alargamento em torno da articulação do jarrete (seta) numa cria de avestruz com três semanas de idade do bando F5.

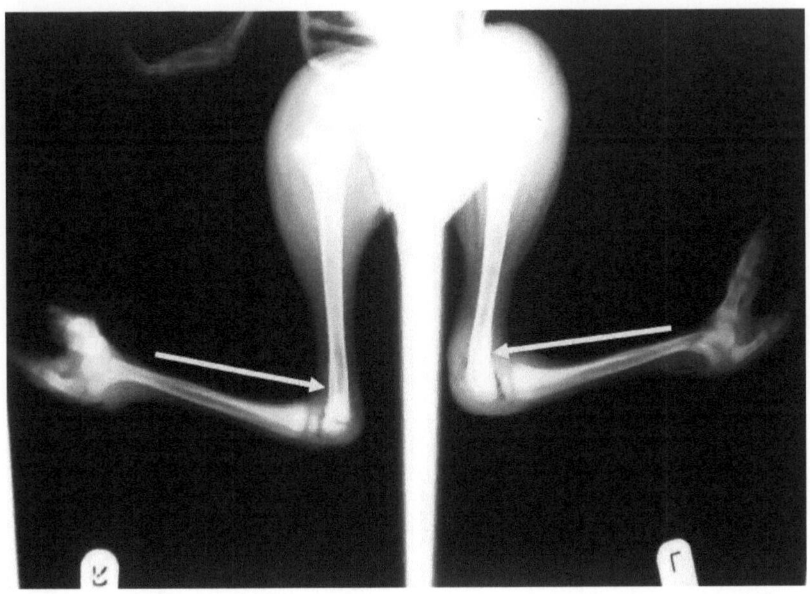

Placa IX: Vista crânio-caudal mostrando a rotação bilateral de ambas as tibiotársicas (seta) dos membros pélvicos de um pinto de avestruz de 4 semanas de idade do bando F5.

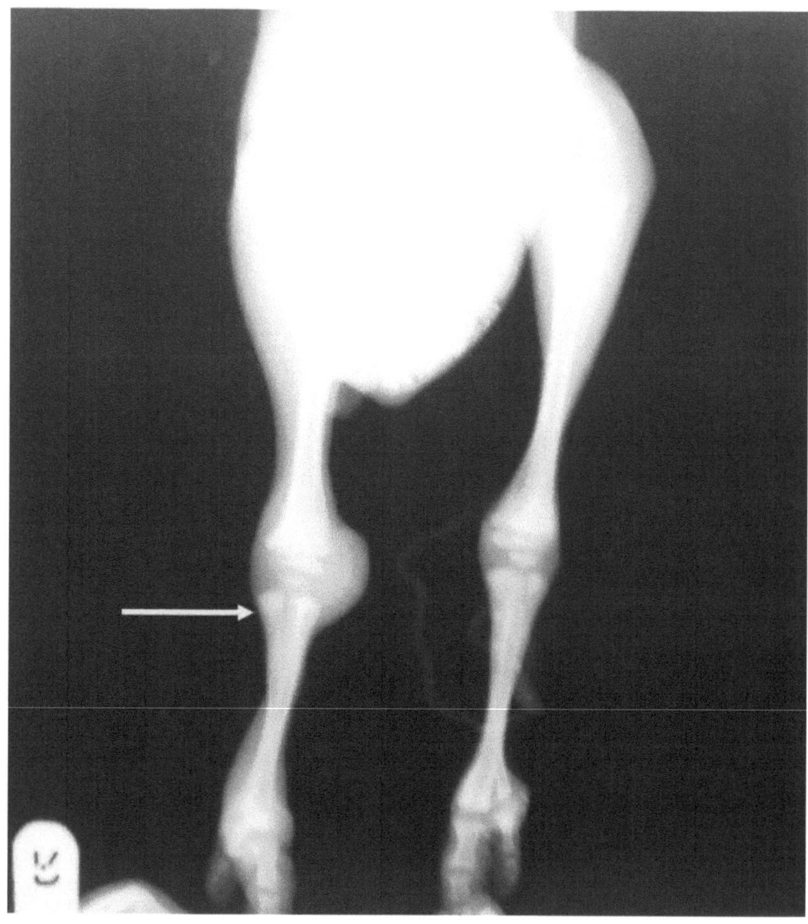

Chapa X: Vista crânio-caudal mostrando o aumento da densidade e o alargamento da articulação do jarrete direito (seta) de um pinto de avestruz com menos de 2 semanas de idade do bando F6.

CAPÍTULO 5

O estudo que abrangeu as duas épocas de reprodução de 2007 e 2008 revelou que a prevalência de deformações das pernas em bandos de avestruzes no Estado de Kaduna era de 6,9%, sendo também a causa mais comum de abate de aves durante este período. More (1996) estudou o desempenho de pintos de avestruz de criação no leste da Austrália e registou uma taxa de incidência global de deformidade dos membros inferiores de 10,1% durante os quatro meses que se seguiram à eclosão. Mushi *et al.* (1999), num estudo sobre as deformações dos membros em pintos de avestruz criados durante uma época de reprodução no Botsuana, registaram uma prevalência de 15,3%. Berg e Sonatra (2003) verificaram que a prevalência de problemas nas pernas em bandos de frangos de carne na Suécia era de aproximadamente 15%.

A fratura foi o tipo mais comum de problema na perna encontrado durante este estudo. More (1996) relatou apenas um caso provável de fratura do dígito principal de um pinto entre 98 casos de deformidades dos membros inferiores que registou durante o estudo. Mushi *et al.* (1999) não registaram um único caso de fratura entre os 135 casos de deformações dos membros inferiores que registaram no seu estudo sobre as deformações dos membros de pintos de avestruz de criação no Botsuana. Hemalatha *et al.* (2007), ao mesmo tempo que observaram que os casos de fratura não são um problema de perna muito comum que afecta a avestruz, o seu estudo revelou que as fracturas afectavam os ossos tibiotársico e tarsometatársico. A elevada taxa de fracturas observada neste estudo, particularmente no bando F1, pode estar associada a práticas de maneio deficientes em termos da utilização de um único recinto grande para a criação de pintos desde o dia até à idade adulta. As aves em grandes áreas tornam-se semi-selvagens e difíceis de gerir (Davis, 2007). Os pintos são primeiro colocados num recinto de criação e, em seguida, assegurando-se de que os pintos de idades semelhantes são colocados juntos, estes pintos são movidos através de uma série de recintos de tamanho crescente, correspondendo

O tamanho e a idade das crias (More, 1996; Mushi, *et al., 1998;* Reddy, 2005). Uma cobertura irregular do solo foi outro fator que predispôs a ave a lesões traumáticas durante a corrida. A má nutrição, tal como se reflectiu no resultado da análise da ração, que mostrou que a composição da ração era muito inferior aos níveis recomendados para a avestruz. Cooper e Gimbi (1994) sugeriram que a má absorção de cálcio e fósforo ou o desequilíbrio alimentar podem predispor os pintos de avestruz a fracturas.

A rotação tibiotársica (32,4%) foi, neste estudo, o segundo tipo mais importante de deformidade da perna encontrado. More, em 1996, observou que a rotação tibiotársica afectou 68 (70%) dos 98 pintos que desenvolveram deformidade dos membros inferiores, que persistiu até os pintos morrerem, atingirem os 4 meses de idade ou serem retirados prematuramente do estudo de coorte de pintos. Num estudo de 31 explorações de avestruzes no leste da Austrália em 1998, Squire e More observaram que 96 (98%) dos 99 pintos de avestruz com deformidades nos membros inferiores desenvolveram rotação tibiotársica durante as primeiras 10 semanas após a eclosão. Mushi *et al.* (1999) referiram que a rotação tibiotársica afectava 99 (73%) dos 135 pintos de avestruz com deformações dos membros no seu estudo.

O arqueamento da perna foi o terceiro tipo mais comum de deformidade da perna registado durante este estudo, com até 80% de deformidade observada no lote F1 e provavelmente devido a uma suplementação deficiente de cálcio. More (1996) indicou que, das 98 aves que desenvolveram deformações nos membros inferiores, apenas 5 (5%) apresentavam arqueamento das pernas. Squire e More (1998) relataram apenas um (1%) caso de arqueamento das pernas em 99 casos de deformidades dos membros inferiores. O arqueamento das pernas é um sintoma nutricional de deficiência de cálcio (BMB, 2005).

Observou-se que todos os casos de dedos enrolados afectaram aves adultas do bando F3 e não constituíram uma causa significativa de abate no bando, uma vez que todas as aves com esta condição sobreviveram às fases de crescimento com a condição e uma ave foi de facto utilizada na reprodução.

Este estudo registou mais deformações nos pintos do que nos juvenis e adultos juntos. Ayo e Minka (2004), num estudo sobre os principais constrangimentos à produtividade da avestruz na Nigéria, observaram uma mortalidade de até 80% nos pintos de avestruz devido a deformações dos membros inferiores numa das explorações estudadas. Mushi et al. (1999) referiram que a incidência de deformações das pernas no seu estudo era mais elevada nos pintos de avestruz com 2-3 semanas de idade e sugeriram que tal se devia ao rápido crescimento. More (1996) observou que o desenvolvimento da rotação tibiotársica, particularmente em pintos com mais de um mês de idade, era a causa mais frequente de morte. Squire e More (1998) observaram no seu estudo que as deformações dos membros inferiores eram a causa mais comum de morte em pintos de avestruz entre as 2 e as 10 semanas de idade. Musa *et al.* (2005), no Sudão, sugeriram que a taxa de crescimento rápido dos pintos de avestruz durante a idade de 2-4 meses resultou na deformação das pernas, o que acabou por levar à morte de alguns dos pintos.

Um número mais elevado de deformações da perna registadas neste estudo eram de origem de incubação. Um estudo realizado por More (1996) em 11 explorações de avestruzes na Ausrtrália oriental não revelou qualquer indício de uma condição congénita ou de incubação da perna. Squire e More (1998) relataram apenas dois casos de deformação congénita dos pés de pintos num estudo de 31 explorações no leste da Austrália. Oviedo- Rondon (2008), num estudo para avaliar os efeitos das temperaturas de incubação embrionária e do stress do transporte pós-eclosão no desenvolvimento dos ossos longos à eclosão e na saúde das pernas de frangos de carne aos 41 dias de idade, concluiu que as baixas temperaturas de incubação no início e as altas temperaturas no final da incubação e o stress durante o transporte podem afetar o desenvolvimento precoce dos ossos longos e aumentar a incidência de problemas nas pernas.

O meu estudo também revelou que o número de pintos provenientes do centro de incubação com deformações nas pernas diminuía gradualmente à medida que a temperatura ambiente aumentava. Mushi *et al.* (1999) registaram o maior número de deformações quando as temperaturas ambientais eram relativamente baixas e um declínio nos números com o início do tempo quente de verão.

As radiografias de aves com patas deformadas mostraram que a região do tarso é composta por duas filas (proximal e distal) de ossos do tarso, resultando em três articulações diferentes no jarrete, ou seja, as articulações talocrural, intertarsal e tarsometatarsal. Getty (1975) e Dyce *et al.* (2002) indicaram que, no embrião das aves, há uma fusão dos ossos proximais do tarso com a extremidade distal da tíbia para formar o tibiotarso e os elementos distais do tarso fundem-se com o metatarso para formar o tarsometatarso. A extremidade distal do tibiotarso apresenta assim côndilos proeminentes para articulação com o tarsometatarso, o que faz do jarrete uma articulação intertarsal que une o tibiotarso ao tarsometatarso, resultando num jarrete seguro nas espécies aviárias. Assim, o jarrete do pinto de avestruz parece ser um ponto fraco e vulnerável.

CONCLUSÃO, RECOMENDAÇÃO E LIMITAÇÕES.

Conclusão

O presente estudo registou uma prevalência de quase 7% de deformidades nas pernas das avestruzes, o que constituiu a causa mais comum de perda de aves para o criador comercial de avestruzes no Estado de Kaduna, uma vez que as aves afectadas tiveram de ser retiradas do bando.

A fratura e a rotação tibiotársica foram os tipos mais comuns de deformações observadas e foram suficientemente graves para exigir a remoção da ave afetada do bando.

Durante este estudo, observou-se que os problemas nas pernas das avestruzes no Estado de Kaduna estavam associados a factores como práticas de gestão deficientes, especialmente aspectos da incubação dos ovos na incubadora, má nutrição, excesso de espaço no solo e piso de incubação irregular para os pintos, que individual ou coletivamente interagiram para predispor particularmente os pintos de avestruz à fraqueza das pernas.

Recomendação

Deve ser dada atenção às condições de incubação corretas.

Os níveis recomendados de nutrição para avestruzes deveriam ser rigorosamente respeitados.

As aves de avestruz deveriam dispor de um espaço de chão adequado, consoante a categoria de idade, e de uma superfície de solo plana.

O estudo do desenvolvimento normal do esqueleto durante a incubação pode fornecer mais informações sobre o papel da incubadora nas deformações das pernas das avestruzes.

Limitações

As restrições financeiras impediram a aquisição de aves de diferentes grupos etários para radiografia.

Os agricultores não foram muito cooperantes no fornecimento de acesso livre às aves para avaliação clínica e

fotografia.

Referência

Aganga, A.A., Aganga, A.O. e Omphile, U.J. (2003). Alimentação e nutrição de avestruzes. *Jornal de Nutrição do Paquistão*, 2 (2): 60-67

Anónimo (2006). Imagem do esqueleto de uma avestruz adulta.

Anónimo (1992). Principles of epidemiology, second edition an introduction to applied epidemiology and biostatistics. Curso de auto-estudo 3030-G, Centro de Controlo e Prevenção de Doenças, Gabinete do Programa de Epidemiologia, Atlanta, Geórgia 30333. EUA. Pp.1 - 268.

Aslan, L., Genccelep, M., Karasu, A., Duz, E., Alkan, I. e Bakir, B. (2009). Extremity problem in ostrich chicks and their treatment (Problemas de extremidade em pintos de avestruz e seu tratamento). *Journal of Animal and Veterinary Advances*, 8 (5): 903-906

AOAC (1980). *Manual da Associação de Químicos Agrícolas Oficiais*, Gopal Krishna, S.K. Ranjhan, Índia.

Aye, L.A. (2009). Incidência da gripe aviária altamente patogénica (H5N1) e serovigilância dos anticorpos H5 no Estado de Kaduna. Dissertação de mestrado não publicada. Tese de Mestrado não publicada, Departamento de Cirurgia e Medicina Veterinária, Universidade Ahmadu Bello, Zaria, Nigéria. P.8

Ayo, J.O. e Minka, N.S. (2004). Some major constraints on ostrich production in Northern Nigeria. Actas *da 9th Conferência Anual da Associação de Ciência Animal da Nigéria*, Pp. 155-158

Benzuidenhout, A. e Burger, W.P. (1993). The incidence of TTR in the ostrich *(Struthio camelus). Jornal da Associação Veterinária da África do Sul*, 64:159-161

Berg, C. e Sonatra, G.S. (2003). A survey of the prevalence of leg weakness in Swedish broiler chickens- A pilot study. *Ata Veterinaria Scandivica* 2003, 44(Suppl 1):P143doi:10.1186/1751-0147-44-Sl-P143.

Blood, D.C. e Vaginia, P.S. (1988). *Bailliere's Comprehensive Veterinary Dictionary*, W.B. Saunders, 24-28 Oval Road London NW17DX, UK. P.633.

Blue Mountain ostrich Boletim nutricional (2005). Função, deficiências, inter-relações e toxicidades dos minerais e vitaminas. www.blue-mountain.net/bulletin.htm

Bruning, D.F. e Dolensenk, E.P. (1986). Ratites (Struthioformes, Casuariformes, Rheiformes, Tinaformes e Apterygiformes). In: E.Z. Mushi, M.G. Binta, R.G. Chabo, J.F.W. Isa, and M.S. Phuti, Limb Deformities of Farmed Ostrich *(Struthio camelus)* Chicks in Botswana. *Tropical Animal Health and Production*, 31 (1999) 397-404

Charuta, A., Majchrzak, T., Czerwinski, E. e Cooper, R.G. (2008). Matriz esponjosa do osso tibiotársico das avestruzes *(Struthio camelus). Boletim do Instituto Veterinário de Pulawy*, 52:285-289

Cook, M.E. (2000). Skeletal deformities and their causes. *Poultry Science*, 79:982-984.

Cooper, J.E. e Gimbi, A.A. (1994). Locomotor disease in captive young ostriches (Doença locomotora em avestruzes jovens em cativeiro). *Registo Veterinário*, 131:336

Cooper, R. G. e Horbanczuk, J.O. (2004). Ostrich nutrition: a review from a Zimbabwean perspective. *Revue Scentifique et technique* (Gabinete Internacional de Epizootias) 23 (3): 1033-1042

Corsiglia, S. J., Blakley, M. e Mills, D. (2007). Health issues facing the US turkey industry. *Poultry Health Report*, Publicação do Instituto Nacional de Agricultura Animal. Pp.1 - 2.

Davis, G. S. (2007). Produção comercial de avestruzes. *Artigos em destaque sobre alimentação e nutrição.* Serviço de Extensão Cooperativa da Universidade Estadual da Carolina do Norte. 6/95 PS Facts #13

Davis, K. (1993). Nowhere to hide. *Poultry Press outono/inverno,* 3 :(4): Pp. 1-6

Day, J. E. (1990). Future research needs focus on new, old problems. *Feedstuffs,* Pp.12, 15

Deeming, D.C., Dick, C.K. e Ayres, L.L. (1996). Problemas veterinários, doenças e mortalidade de pintos. In: *Ostrich Chick Rearing a Stockman's Guide,* Pp. 85-103

Dyce, K.M., Sack, W.O. e Wensing, C.J.G., (2002). *Textbook of Veterinary Anatomy.* SAUNDERS Uma marca da Elsevier. The Curtis Center, Independence Square West Philadelphia, Pennsylvania, EUA

Favre, D. (2004). Actas da Conferência - Conferência Mundial sobre o Bem-Estar dos Animais, Califórnia, Western School of Law

Gegner, L.E. (2001). Produção de ratites: Avestruz, ema e ema. *O sítio da avicultura*

Getty, R., (1975). *The Anatomy of the Domestic Animals,* 5th edition.W.B. Saunders Company, West Washington Square, Philadelphia, PA 19105, USA.

Hassan, A.Z. (2005). *Manual Prático de Radiologia (Diagnóstico por Imagem).* Departamento de Cirurgia e Medicina, Faculdade de Medicina Veterinária da Universidade Ahmadu Bello, Zaria, Nigéria

Hemalatha, S., Ramesh, S. e Purushothaman, V. (2007). Leg problems in ostrich chicks. Tamilnadu *Journal Veterinary and Animal Sciences* 3 (3): 166-168.

Hester, P.Y. (2009). *Bone Mineralization in Meat-type Chickens (Mineralização óssea em frangos de carne).* Departamento de Agricultura dos Estados Unidos, Relatório de Realizações AD-421, EUA

Huchzermeyer, F.W. (1994). Doenças Nutricionais. Em: E.Z. Mushi, M.G. Binta, R.G. Chabo, J.F.W. Isa, and M.S. Phuti, Limb deformities of farmed ostrich *(Struthio camelus)* Chicks in Botswana *Tropical Animal Health andProduction,31* (1999): 397-404.

Jackson Dodd (2001). *Struthio camelus,* avestruz. Fact Sheets da Universidade do Texas em Austin, Serviço de Inspeção e Segurança Alimentar, USDA.

Governo do Estado de Kaduna (KDSG), 2008. Realização do Estado de Kaduna. In: Oportunidades de investimento no Estado de Kaduna da Nigéria.2007Ed, Pp.1-48.

Julian, R.J. (2005). Distúrbios relacionados com a produção e o crescimento e outras doenças metabólicas das aves de capoeira - Uma revisão. *Veterinary Journal,* 169: 350-369.

Kocan, A.A. e Crawford, J.A. (2007). The Ostrich Book (O livro das avestruzes). The ostrich news, cache, Oklahoma 405-429-3765

Kurtenkov, A. (2007). The relationship between body weight and exterior measurements in domestic ostriches during the first four months after hatching. *Biotecnologia na criação de animais* 23: 1-2. Pp. 13-20

Maidawa, S.M. (2003). Tamanho das explorações avícolas suburbanas e rurais no Estado de Kaduna. Projeto de licenciatura, Departamento de Patologia e Microbiologia Veterinária, Universidade Ahmadu Bello, Zaria, Nigéria. P.28.

March, L. (1995). Avestruzes - uma ave de facto curiosa. *Pet Column,* College of Veterinary Medicine, Office of Public Engagement 2001 St. Lincoln Avenue Urbana, Illinois, EUA. Pp.1 - 2.

McDevitt,R.M., McEntee, G.M., e Rance, K.A. (2006). Bone-breaking strength and apparent metabolisability of calcium and phosphorus in selected broiler chicken genotypes. *British Poultry Science,* 47 (5): 613-621.

More, S.J. (1996). The performance of farmed ostrich chicks in eastern Australia (O desempenho dos pintos de avestruz de criação no leste da Austrália). *Preventive Veterinary Medicine,* 29: 91-106.

Musa, H.H.,Suleiman, T.P., Lanyasunya, O. Olowofeso, O. e Mekki, D.M. (2005). Práticas de alimentação, taxa de crescimento e gestão de pintos de avestruz no Sudão. *Paskistan Journal of Nutrition,* 4 (3): 154-157.

Mushi, E.Z., Binta, M.G., Chabo, R.G., Isa, J.F.W. e Phuti, M.S. (1999). Limb deformities of farmed ostrich *(Struthio camelus)* chicks in Botswana. *Tropical Animal Health and Production,* 31: 397-404.

Mushi,E.Z., Isa, J.F.W., Chabo,R.G., e Segaise,T.T. (1998). Taxa de crescimento de pintos de avestruz *(Struthio camelus)* sob gestão intensiva no Botswana. *Tropical Animal Health and Production,* 30: 197-203

Olanrewaju, H.A., Thaxton, J.P., Dozier III, W.A., Purswell,J., Roush, W.B. e Branton, S.L. (2006). Uma revisão dos programas de iluminação para a produção de frangos de corte. *International Journal of Poultry Science,* 5 (4): 301-308.

Oviedo-Rondon, E.O. (2008). Leg health in large broilers (Saúde das pernas em frangos de corte de grande porte). Serviço de Extensão Cooperativa da Carolina do Norte, Faculdade de Agricultura e Ciências da Vida, EUA. Pp.1 - 5.

Pollock, C. (2001). Pesquisa da OSU dá à Turquia uma perna mais forte para se apoiar.extension.osu.edu/-news/story, 16/09/2007, 1:16AM

Randall, C.J., e Mills, C.J.P. (1981). Observations on leg deformity in broilers with particular reference to the intertarsal Joint. *Journal of Avian Pholology,* 10:407-431

Reece, R. e Butler, R. (1984). Some observations of the development of long bones of ratites birds. *Australian Veterinary Journal,* 61: 403-405.

Reddy, A.R. (2005). *Criação Comercial de Emu e Avestruz.* Artigos sobre aves de capoeira em poulvet.com

Sales, J. (2006). Diretrizes de alimentação para ratites em jardins zoológicos. *Laboratory Animal Nutrition, Genetics, Breeding and Ethology,* Faculty of Veterinary Medicine, Ghent University, Heidestraat 19 B-9820, Merelbeke Belgium.

Scheideler, S. E. (1997). *Nutrition Guidelines for Ostriches and Emus (Diretrizes nutricionais para avestruzes e emas).* Serviços de Extensão da Universidade Estadual de Iowa, EUA

Sell, R. (1993). Ostrich. *Alternative Agricultural Series,* no 11 NDSU Extension Services, USA.

Smit, D.J. (1963). Criação de avestruzes em Little Karoo. Boletim No. 358, Departamento de Serviços Técnicos Agrícolas, Pretória. In: Mushi,E.Z., Isa, J.F.W., Chabo,R.G., e Segaise,T.T., 1998. Growth rate of Ostrich *(Struthio camelus)* chicks under intensive management in Botswana *Tropical Animal Health and Production,* 30: 197-203.

Speer, B.L. (1996). Doenças Neuromusculares Ratita. *Healthspa,* 5:1 - 3.

Squire, B.T. e More, S.J. (1998). Factores em explorações no leste da Austrália associados ao desenvolvimento da rotação tibiotársica em pintos de avestruz. *Australian Veterinary Journal* 76(2):110 -117.

Tabler, G.T. (2006). Factors affecting turkey performance. production management featured articles. *Avian Advice*, 8 (1): 1 - 2.

Thompson, R.S. (2001). Criação de ema e avestruz. *Special Reference* Series no. SRb 97-06 National Agricultural Library, Agricultural Research Service, U.S. Department of Agriculture Beltsville, Maryland, 20705-2351, Pp.1 - 101.

Wallach, J.D. (1970). Nutritional diseases of exotic animals (Doenças nutricionais dos animais exóticos). *Journal of the American Veterinary Association,* 157: 583-599.

Westendorf, M. (2003). Ostrich, emu and rhea production (Produção de avestruz, ema e ema). *Extensão cooperativa de Rutgers.* Estação Experimental Agrícola de Nova Jersey, Rutgers, Universidade de Nova Jersey, EUA. Pp.1 - 4.

Questionário sobre o estudo das condições das pernas das avestruzes no Estado de Kaduna.

Departamento de Anatomia Veterinária

Universidade Ahmadu Bello, Zaria

1. Data:

2. Nome/localização da exploração:

3. Espécies:

4. Raça:

5. Tipo:

6. Tamanho do bando:

    i)   Agora:

    ii) No início:

7. Idade:

    i)   Agora:

    ii) No início:

8. Sexo:

    i)   Masculino

    ii) Feminino

9. Histórico de vacinação

    i)   Tipo de vacina:

    ii) Idade aquando da vacinação:

10. Alimentação:

    a) Tipo:

        i)   Comercial

        ii) Comercial + Forragem

        iii) Apenas forragem

        iv) Outros:

    b) Fonte de alimentação:

    c) Montante:

d) Frequência:

   i) Uma vez por dia

   ii) Duas vezes por dia

   iii) Ad libitum

11. Água potável:

a) Fonte:

b) Montante:

c) Frequência:

   i) Uma vez por dia

   ii) Duas vezes por dia

   iii) Ad libitum

12. Alojamento:

a) Tipo:

   i) Caneta

   ii) Caneta com corrediça

   iii) Apenas correr

   iv) Outros:

b) Tipo de pavimento:

   i) Betão

   ii) Cimento

   iii) Areia

   iv) Outros:

c) Espaço no chão:

13) Medicação:

14) Identificação:

15) Exame clínico:

a) Incapacidade de se levantar

b) Coxeio

c) Recumbência

d)   Outros:

16)   Avaliação radiográfica:

17)   Diagnóstico:

18)   Comentários:

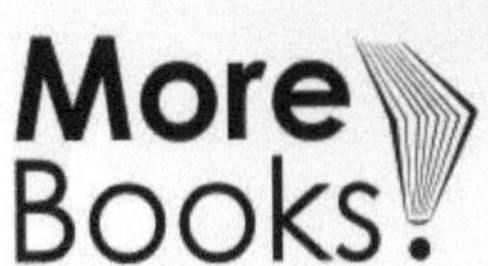

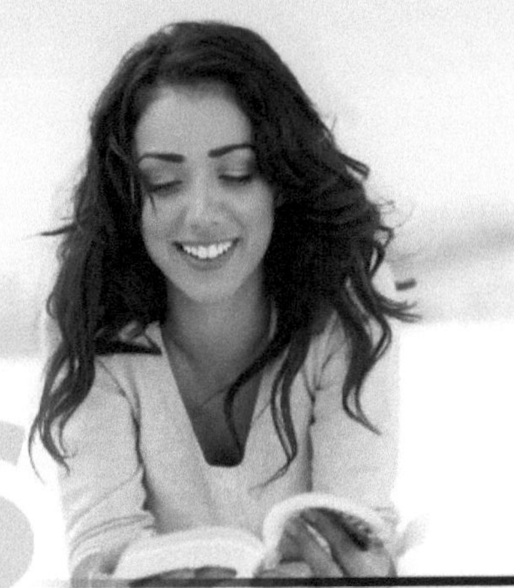

yes
I want morebooks!

Buy your books fast and straightforward online - at one of world's fastest growing online book stores! Environmentally sound due to Print-on-Demand technologies.

Buy your books online at
www.morebooks.shop

Compre os seus livros mais rápido e diretamente na internet, em uma das livrarias on-line com o maior crescimento no mundo! Produção que protege o meio ambiente através das tecnologias de impressão sob demanda.

Compre os seus livros on-line em
www.morebooks.shop

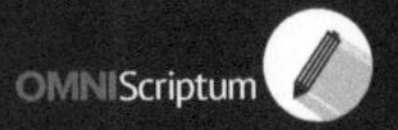

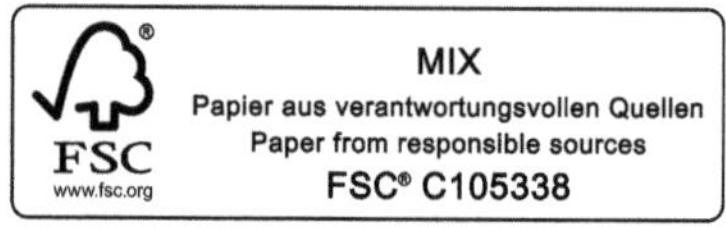

Printed by Books on Demand GmbH, Norderstedt / Germany